DE LA
MALADIE D'HÉBRA

(ÉRYTHÈME POLYMORPHE EXSUDATIF)

PAR

LE DOCTEUR PAUL FABRE (DE COMMENTRY)

PARIS

OCTAVE DOIN, ÉDITEUR

8, PLACE DE L'ODÉON, 8

1883

DE LA

MALADIE D'HÉBRA

(ÉRYTHÈME POLYMORPHE EXSUDATIF)

DE LA
MALADIE D'HÉBRA

(ÉRYTHÈME POLYMORPHE EXSUDATIF)

PAR

LE DOCTEUR PAUL FABRE (DE COMMENTRY)

PARIS

OCTAVE DOIN, ÉDITEUR

8, PLACE DE L'ODÉON, 8

1883

DE L'ÉRYTHÈME

POLYMORPHE EXSUDATIF

(OU MALADIE D'HÉBRA)

I. APERÇU GÉNÉRAL

Ce sera la gloire d'Hébra et de l'école dermatologique de Vienne, d'avoir constitué et fait entrer dans le cadre nosologique cette bizarre entité morbide, que l'on a appelé l'érythème multiforme, l'érythème polymorphe, ou encore l'érythème polymorphe exsudatif.

Il m'a semblé qu'il ne serait pas sans intérêt de chercher, en m'appuyant sur quelques unes des observations déjà nombreuses que j'ai recueillies, à caractériser la symptomatologie, l'évolution et la nature de cette nouvelle individualité pathologique; car l'étude en est restée forcément jusqu'ici entourée de quelque obscurité. Cette obscurité s'explique par le grand nombre de formes d'érythème existant déjà, et aussi par l'extension que certains auteurs, Lewin, Bohn, etc., ont voulu donner à l'affection récemment décrite, dans laquelle ils ont essayé de confondre l'érythème noueux, l'urticaire, presque tous les herpès et pour un peu les pemphigus.

Afin de mieux entrer et de plain-pied dans mon sujet, je vais d'abord rapporter un exemple d'érythème polymorphe exsudatif presque général sé et des plus typiques que j'aie eu depuis peu l'occasion d'observer.

OBSERVATION I.

Érythème polymorphe exsudatif à type annuel, survenant chez une femme durant les périodes de non-menstruation. — Bruit de souffle cardio-vasculaire. — Essai négatif d'inoculation sur un lapin.

La femme de Pierre L...., ouvrier à la houillère de Commentry, est âgée de 27 ans. De petite taille, brune, elle nourrit un enfant âgé de 7 mois et demi. Née en pleine campagne, dans un hameau de la commune de la Celle, où elle s'est mariée au mois de novembre 1875, elle s'était toujours bien portée, me dit-elle, durant sa jeunesse. Elle n'a jamais eu de rhumatisme. A l'âge de neuf ans, elle a eu une rougeole bénigne qui a guéri rapidement. Ni ses trois frères ni ses trois sœurs, non plus que leurs parents n'ont eu de rhumatismes, ni d'éruption semblable, pas même analogue, à celle pour laquelle je suis appelé aujourd'hui.

Cette jeune femme a eu quatre enfants, dont un, le premier né, est mort à l'âge de trois mois, pendant qu'elle le nourrissait. Il aurait succombé (mai 1877) à un affaiblissement progressif, sur la nature duquel je n'obtiens aucun renseignement plus explicite.

Madame L... a nourri ses trois autres enfants, trois filles. Elle a sevré la première à treize mois, la deuxième à quatorze et la troisième âgée aujourd'hui (juillet 1882) de treize mois, prend encore le sein. Durant ces allaitements, les règles sont toujours revenues au bout de onze mois après l'accouchement.

Le ménage L..., habitait un logement humide pendant les deux premières années du mariage. En juin 1878, on vint habiter Commentry ; et les premiers dix-huit mois, on occupa un rez-de-chaussée également humide. Enfin, au mois de novembre 1879, les époux L... sont venus rester dans la maison où ils sont aujourd'hui, et qui est dans de meilleures conditions hygiéniques, quoiqu'elle ne soit composée que d'un rez-de-chaussée. Les murs et le sol sont très secs.

Au mois d'octobre 1877, madame L..., pendant qu'elle était enceinte de sa première fille (au deuxième mois de sa grossesse), eut pour la première fois une éruption analogue à celle qu'elle présente aujourd'hui. Une deuxième éruption semblable survint, en novembre 1878, au sixième mois de l'allaitement de cette même fillette ; une troisième éruption est apparue, en décembre 1879, quand Mme L. . était enceinte de son troisième enfant. L'année dernière (décembre 1880, janvier 1881), la femme L..., qui était enceinte de trois à quatre mois, n'eut pas son éruption des années précédentes. Mais au commencement de l'année 1882, dès le 1er ou le 2 janvier, elle a ressenti pendant quelques jours un petit frisson survenant vers six heures du soir, frisson suivi d'un peu de fièvre.

C'est le 13 janvier qu'elle a remarqué des rougeurs sur la face dorsale des mains. Le 15, j'étais appelé auprès d'elle et je constatais, avec un peu de fièvre (le pouls battait 112 fois par minute, et la température axillaire s'élevait à 38·,3), la présence de papules sur le dos des mains et des pieds. Ces papules offraient des dimensions variant depuis le diamètre d'une grosse lentille jusqu'à celui d'une pièce de 1 franc.

Les plus petites étaient d'un rouge rosé, les plus étendues d'un rouge sombre. Je compte 5 taches principales à la main droite, et 7 à la main gauche. La plus grosse siège entre les articulations métacarpo-phalangiennes de l'index et du médius de la main gauche. Elle est surmontée d'une petite bulle transparente. Une autre, presque aussi considérable, est placée sur le premier métacarpien du côté droit. Cette dernière papule offre à son pourtour une série de vésicules dont quelques-unes sont assez confluentes pour représenter deux petites bulles à contenu séreux. La langue est un peu saburrale ; sur le rebord de la lèvre supérieure on voit, un peu à droite, un petit groupe de vésicules herpétiques.

Je conseille d'appliquer sur les mains des compresses trempées dans de la décoction un peu tiède de racine de guimauve, et je prescris 30 grammes d'huile de ricin à prendre le lendemain matin.

Le 17, la bulle de la main gauche est devenue presque une pustule. Le liquide est plus que louche, et sur la main droite les vésicules se sont groupées de manière à former une bulle. Quelques papules sont devenues violacées. Aux pieds ce sont de simples plaques d'érythème papuleux d'un rouge foncé que l'on aperçoit, mais il existe de plus que l'avant-veille des taches rouges autour des genoux, surtout à la face antérieure, et plus nombreuses au genou droit.

L'éruption de la lèvre supérieure s'est ulcérée et s'est étendue. Elle ressemble à une plaque d'impétigo dont on viendrait de faire tomber la croûte. La lèvre inférieure près de la commissure gauche présente un groupe de vésicules herpétiques à contenu un peu rosé.

Le 18, la grosse pustule de la main gauche paraît s'affaisser vers le centre : elle a une forme irrégulière, la forme d'un rein ;

le grand diamètre presque transversal mesure 4 à 5 centimètres. A l'aide d'une épingle je perce la phlyctène, et je re-
cueille dans un verre quelques gouttes du contenu, liquide blanc
jaunâtre, que je me propose d'inoculer à un lapin.

Essai d'inoculation sur un lapin.

Le même jour, le 18 janvier, sur le côté droit du cou rasé
d'un jeune lapin et sur les côtés de la colonne dorsale, je fis
trois piqûres à l'aide d'une lancette à vaccin chargée du liquide
recueilli dans la pustule de Mme L... Il n'y eut pas d'éruption.
Trois croûtes se voyaient trois jours après, et le huitième jour
il ne restait aucune trace des piqûres. Le lapin se portait bien,
sauf qu'il eut une diarrhée persistante pendant cinq semaines.
Puis il a engraissé, et enfin il a été mangé quatre mois après
par un voiturier, qui avait été prévenu de l'expérience et qui
n'a éprouvé aucun trouble d'aucun genre, pas plus que sa
femme ni ses enfants.

Le 20 janvier. — Le pouls est à 96. La température axillaire ne dépasse pas 37;1. J'entends un souffle léger au cœur
après le premier bruit ; l'appétit est médiocre.

Hier et puis ce matin, il s'est produit aux deux lèvres une hé-
morrhagie assez abondante. A la place des deux efflorescences
herpétiques des jours précédents, on voit deux croûtes énormes
d'un rouge noirâtre, dont la plus volumineuse occupe la lèvre
supérieure. Sur les pustules des mains je fais un pansement
avec du liniment oléo-calcaire.

En examinant la cavité buccale, j'aperçois une petite tache
d'un rouge violet sur la voûte palatine, laquelle serait douloureuse à la pression du doigt. Sur la muqueuse de la face interne
de la joue droite, je constate une légère ulcération.

Sur les deux coudes on voit de larges taches rouge-clair qui
paraissent récentes ; sur le coude droit une de ces papules est
ulcérée.

Aux genoux, les papules se sont étalées ; elles sont devenues
énormes ; elles sont sans exsudat, et quelques-unes, affaissées
et pâlies à leur centre, représentent fort bien ce que l'on a décrit sous le nom d'érythème iris ; car les rebords sont succes-
sivemement violet, bleu foncé, bleu pâle, jaunâtre, rouge et
rose.

Un certain nombre de plaques sont cohérentes; et au-dessous du genou droit, à la face interne, on aperçoit une plaque
à rebord linéaire et presque circulaire. C'est bien de l'érythème
marginé.

Aux pieds, sur la face dorsale, je remarque de nombreuses
taches ; une de ces taches est très douloureuse à la pression.

Elle siège à la face dorsale du deuxième orteil (sur l'articulation phalango-phalanginienne).

Je trouve deux taches légères à chacune des plantes des pieds. Je constate aussi quelques petites macules à la face palmaire des mains.

A la face dorsale des mains et aux poignets, il y a de l'exsudation, ce sont des pustules ombiliquées, des bulles, des vésico-pustules.

Le thermomètre, placé successivement dans chacune des mains, donne : à droite 36·6, à gauche 36·5.

Quelques papules peu étendues sont disséminées sur les avant-bras, les jambes et les cuisses. Rien au tronc. ·

Le 21 janvier. — Le pouls est à 76. La femme L... souffre de violentes coliques. Elle n'a pas eu de selles depuis trente-six heures. Je prescris un lavement simple qui la soulage.

La physionomie de Mme L... présente un aspect singulier surtout lorsqu'elle veut rire, à cause de la croûte hématique de la lèvre supérieure qui est toujours adhérente et fait une saillie considérable. Celle de la lèvre inférieure est presque nulle.

Le 25 janvier. — Le pouls est à 120. La malade est très faible. Je prescris du sirop d'iodure de fer.

Le 28, le pouls est redescendu à 86. Je continue le sirop d'iodure de fer, mais comme il y a de l'inappétence, je conseille de prendre 50 grammes de vin de gentiane avant chacun des trois repas.

Le 29, la femme L... ressent des douleurs excessives sur la crête du tibia, du côté droit.

Le 31, le pouls est à 80 ; il y a depuis hier de l'œdème des paupières, surtout à droite.

La croûte de la lèvre supérieure, est énorme. C'est une vraie croûte de rupia, sèche, noire, d'un aspect rocailleux. La croûte de la lèvre inférieure est presque entièrement tombée.

Depuis le commencement de l'éruption le nourrisson de notre malade s'est parfaitement bien porté ; et cependant la mère est restée alitée plus de quinze jours étant très faible et mangeant très peu.

Le 4 février, Mme L..., vient à ma consultation ; elle se plaint d'avoir tous les soirs, après le repas, le ventre excessivement ballonné. Depuis avant hier le ballonnement est très douloureux, surtout à l'épigastre. Une demi-heure après avoir mangé elle a de nombreux renvois sans odeur et sans mauvais goût.

Les mains, surtout à la face dorsale, et les coudes sont le siège d'une desquamation des plus complètes. La croûte de la

lèvre supérieure est presque tombée. Le genou gauche est à
peu près guéri. L'éruption du genou droit commence à
sécher.

On entend un léger bruit de souffle à la région cardiaque
vers la base du cœur et après le premier bruit. Dans les vaisseaux du cou le stéthoscope permet de constater, mais seulement du côté droit, un bruit de souffle doux continu. Le pouls
est à 84o.

Je procède à la numération des globules sanguins, par la
méthode de MM. Malassez et Potain, à l'aide du capillaire
artificiel.

Je trouve après trois numérations une moyenne de 3 millions
276.000 hématies par millimètre cube de sang. Les globules
ont une moyenne de 5 à 6 millièmes de millimètre de diamètre.

A l'hématochromomètre du docteur Malassez, je constate
une richesse en hémoglobine de 0 milligramme 072, et une
capacité respiratoire de 0mm.c. 150. — Sirop d'iodure de fer.
Vin de quinquina.

Le 16 février, les deux genoux se sont desquamés presque
complètement. Les pieds ont gardé leur ancien épiderme.
Je n'entends plus de bruit de souffle.

Cinq mois après, le 18 juillet, Mme L... est revenue à ma
consultation. Elle nourrit encore. Elle souffre d'un peu de cys-
tite du col. Je prescris des pilules de térébenthine associée à
de l'hydro-carbonate de magnésie (5 grammes de chaque en
50 pilules à prendre en huit jours). L'état général est satis-
faisant. La face dorsale des mains présente une surface forte-
ment pigmentée au niveau du point où siégeaient les deux plus
grosses bulles.

Les battements du cœur sont normaux.

Le 25 juillet, les douleurs à la suite de la miction sont à peu
près calmées. Mme L... ne se plaint que de démangeaisons
assez vives qui surviennent dès qu'elle est couchée et qui
l'empêchent de dormir. Ces démangeaisons siègent, dit-elle,
sur toutes les parties du corps, au tronc aussi bien qu'aux
membres ; elles n'ont pas cessé depuis le mois de février.

Le 19 septembre, je revois cette femme qui n'a plus aucune
démangeaison.

REMARQUES

On voit par cette observation, comment peuvent se trouver
groupes, sur un même sujet et en même temps, plusieurs lésions cutanées élémentaires, qui jusqu'à ce jour avaient été
décrites comme des affections distinctes.

Ici de simples taches rouges, des macules : là des papules (de l'érythème papuleux) ; là encore de l'érythème annulaire ou gyroïde et de l'érythème iris ; puis ailleurs des vésicules, des bulles, des pustules, des croûtes soit impétigineuses, soit sanguines, enfin de la desquamation par places de l'épiderme.

Mais on remarquera surtout que des taches primitivement semblables, ont évolué très différemment : les unes se maintenant à l'état de simples taches érythémateuses, d'autres devenant papuleuses. Puis de ces taches papuleuses, les unes ont disparu sans laisser de traces, d'autres se sont étendues ou se sont recouvertes de vésicules, de vésico-pustules, de bulles ; d'autres même guérissaient à leur centre, tandis qu'elles s'étendaient à la périphérie.

Dans cette observation, on peut noter de plus la coïncidence d'un certain degré d'anémie avec bruit de souffle. Et cet état d'anémie, qui a dû être favorisé chez ma malade par le fait de l'allaitement, a disparu peu à peu sans laisser de traces.

Bien qu'il n'y ait pas eu de rhumatisme dans les antécédents personnels, non plus que dans les antécédents héréditaires, il serait permis d'attribuer à l'humidité des logements successivement habités par cette femme, une certaine influence dans la production de ces quatre éruptions survenues en quatre ans, à peu près à la même époque de l'année et avec une seule lacune d'un an.

Mais ces éruptions s'étant toujours produites dans les périodes où la menstruation etait suspendue, tantôt par la grossesse, tantôt par l'allaitement, il est permis de faire entrer aussi en ligne de compte dans la pathogénie de l'affection érythémateuse l'état de non-menstruation.

Cela viendrait à l'appui de l'opinion que M. Kaposi soutient dans ses leçons (1), ainsi que M. Lewin et M. Rosenberg.

____

(1) Kaposi dit en effet : « Chez quelques personnes du sexe féminin qui, à la suite du développement de l'utérus, sont atteintes d'aménorrhée, de chlorose, de stérilité, on voit survenir de temps en temps, pendant plusieurs années, de l'erythème des mains et notamment du front, sous forme d'érythème ortié et iris. »

(Leçons sur les maladies de la peau, traduites et annotées par MM. Besnier et Doyon, T. I, p. 377).

(*Vierteljahresschrift für Dermatologie und Syphilis*, N· 4, 1879).

Cette observation est remarquable encore par la généralisation de l'éruption qui n'est pas restée localisée à là face dorsale des pieds et des mains, mais a gagné aussi les coudes, les genoux, la figure, et même, par quelques légères tachés, s'est montrée à la face plantaire des pieds et à la face palmaire des mains.

De plus, on a pu s'assurer que cette affection ne s'accompagnait pas d'algidité des mains ainsi qu'on l'a prétendu.

Enfin j'appellerai l'attention sur ce point que, s'il y a eu des cicatrices pigmentaires, ce n'est qu'au niveau des plus grosses bulles des mains, où les taches persistaient encore six mois après la guérison de l'affection. Mais la desquamation des genoux et des mains, qui n'est pas signalée dans les observations publiées jusqu'à ce jour, me paraît beaucoup plus digne de fixer l'attention.

II. Caractères anatomiques et symptomatiques de l'érythème polymorphe exsudatif.

Ainsi que le fait si justement remarquer M. Hillairet (Traité théorique et pratique des Maladies de la Peau, p. 57), les lésions, en dermatologie, se confondent avec les symptômes.

Aussi ne peut-on guère dans la description d'une maladie cutanée séparer l'altération anatomique de la symptomatologie.

Jusqu'ici, d'ailleurs, l'anatomie pathologique de l'érythème polymorphe n'a guère été tentée, à ma connaissance, que par le professeur Roberto Campana (1), qui, sur un malade atteint d'érythème multiforme, fit, avec sa permission, l'excision d'un lambeau de la peau de l'avant-bras gauche, et constata au microscope une infiltration périvasculaire et périfolliculaire sous les couches épidermiques.

Cependant, dans l'érythème polymorphe, les caractères des

____

(1) *Movimento med-chir*. Napoli, 1877.

lésions sont si variables, si peu constants, que c'est plutôt dans l'évolution générale de l'affection, que l'on doit rechercher les éléments d'un diagnostic. L'évolution de la maladie permet seule d'assigner une place à part, en nosologie cutanée, à l'ensemble des phénomènes groupés par Hébra en un même processus morbide auquel il a donné ce nom d'érythème multiforme.

La lésion principale, qui est en même temps le signe essentiel de cette affection, consiste en la production de taches érythémateuses, simplement congestives au début.

Les principaux caractères pathognomoniques de ces taches peuvent se réduire au chiffre de trois :

1o Elles ne doivent leur origine ni à une cause externe, ni à une influence toxique ;

2o Elles sont localisées, au moins dès le début, sur les extrémités des membres ;

3o Elles subissent des transformations : les unes restant à l'état de papules ; d'autres se recouvrant de vésicules, ou de pustules, ou de bulles ; d'autres encore s'élargissant ou s'affaissant au centre ; d'autres, enfin, se chargeant de croûtes, etc.

L'évolution complète de cette maladie a une durée variable. Cette durée est subordonnée non seulement à la gravité des cas et à la généralisation plus ou moins grande de l'éruption, mais aussi aux conditions dans lesquelles se fait cette éruption, qui tantôt apparaît presque tout d'une pièce et d'autres fois se produit par poussées successives. En général, la durée de l'érythème oscille entre une et trois semaines.

En outre, il me semble que l'on devra distinguer deux formes principales d'érythème polymorphe :

L'une, primitive, essentielle, parcourt ses diverses phases sans se rattacher à aucune affection antérieure ou concomitante ;

L'autre, secondaire, se développe dans le cours d'une autre maladie, rhumatisme, choléra (Hébra), fièvre typhoïde, grippe (ainsi que M. Siredey en a vu des exemples) (1), etc.

En septembre 1879, j'ai eu l'occasion d'observer le fait suivant :

---

(1) *Journal de médecine et de chirurgie pratiques*, 1880, p. 177

OBSERVATION II.

*Erythème polymorphe au début d'une fièvre typhoïde. —Mort
du onzième au douzième jour de la dothiénentérie (ataxo-
adynamie).*

M... A..., âgé de trente et un ans, marié depuis trois ans,
habite un hameau de la commune de Durdat. Je suis appelé
le 9 septembre. Fièvre, état saburral. Sur le dos des mains,
sur les avant-bras et sur les jambes, bulles simulant du pemphigus. Cette éruption remonterait à une semaine.

Cet homme a saigné du nez le matin même. La température
axillaire s'élève à 39o,2 ; le pouls bat 116 fois par minute. Il y
a de la céphalalgie depuis quatre à cinq jours, des rêvasse-
ries, de l'insomnie; de la fièvre depuis trois ou quatre jours;
trois selles demi-liquides et on ne peut plus fétides, depuis
la veille.

La fosse iliaque droite est douloureuse à la pression. La
région splénique semble aussi un peu douloureuse. Je finis,
après avoir tâtonné au début en raison de l'éruption qui m'avait
fait penser au pemphigus, par diagnostiquer une fièvre typhoïde.

Le jour suivant, le diagnostic se confirmait, et, le 16 septembre, cet homme mourait dans un délire ataxo-adynamique des
mieux accentués. Les bulles, un peu affaissées dans les der-
niers jours, étaient les unes ulcérées, d'autres surmontées
d'un croûte impétigineuse, d'autres remplies de pus. Toutes
reposaient sur un fond rouge.

Pour Hébra, « l'érythème papuleux, l'érythème tuberculeux, l'érythème annulaire, l'érythème iris, l'érythème gyra-
tum, sont simplement des formes de la même maladie à ses
différentes périodes, l'aspect variant selon qu'elle est à son
début, à la dernière période de son évolution ou à peu près
disparue. » (T. I, p. 284, traduction A. Doyon.)

Un des caractères les plus remarquables de l'érythème polymorphe, c'est la symétrie ; mais cette symétrie est loin d'être
parfaite, ainsi qu'en témoignent la plupart des observations.

Dans les cas graves, l'éruption s'étend aux avant-bras et
aux jambes, sur les bras et les cuisses et même sur le tronc
et la figure. (Hébra, t. I, p. 285.)

Hébra, puis Kaposi (t. I, p. 377), indiquent, au nombre les

caractères de l'érythème polymorphe, du moins au début, la localisation typique de l'éruption sur la face dorsale des mains et des pieds. Il existait chez le sujet de ma première observation quelques taches aux faces palmaires et plantaires, mais peu visibles. Ne serait-ce point parce que les plaques érythémateuses sont peu visibles sous l'épaisse couche épidermique de la face plantaire des pieds et de la face palmaire des mains, qu'on n'en admet pas l'existence dans l'érythème exsudatif ?

III. — Etiologie.

Jusqu'ici l'étiologie de cette affection est restée assez obscure. Elle semblerait être un peu plus fréquente chez la femme que chez l'homme. Sur quatorze cas dont j'ai recueilli l'observation, neuf se sont présentés chez des femmes.

Pour ce qui est de l'âge, l'enfance et la jeunesse paraissent y prédisposer beaucoup plus que l'âge mûr et surtout que la vieillesse.

On a fait jouer un certain rôle aux saisons. Bien que le printemps et l'automne passent pour plus favorisés que l'hiver et l'été, j'en ai constaté pour ma part un plus grand nombre en hiver et surtout à la fin de l'hiver.

Quelques auteurs ont cru devoir affirmer l'épidémicité de cette affection. Ochme et Gall ont relaté de petites épidémies d'érythème polymorphe ; mais, si nous en croyons Lewin, il n'y aurait pas lieu de donner le nom d'épidémie aux groupes de faits cités par ces deux observateurs. En effet, dit Lewin (*Charite-Annalen*), la présence plus fréquente dans une localité d'une maladie ne constitue nullement une épidémie qui puisse faire admettre la nature infectieuse de cette affection. Dans la même ville et à peu de jours d'intervalle, beaucoup de personnes peuvent être atteintes d'urticaire, soit pour avoir ingéré certains aliments (moules, écrevisses, fraises, etc.), soit pour avoir absorbé certains médicaments (quinine, etc.), soit à la suite de piqûres de sangsues, sans que l'on ait le droit de considérer ces cas comme une épidémie et de conclure à une infection.

Du reste, l'érythème polymorphe ne paraît pas être de nature infectieuse, l'inoculation que nous avons faite sur un lapin n'ayant eu aucun succès (Voir *Observation I*).

L'humidité paraît jouer un certain rôle dans la pathogénie de l'érythème multiforme, et cependant, à l'encontre d'un certain nombre d'auteurs, nous hésiterions à admettre que l'on puisse attribuer à la diathèse rhumatismale une influence aussi marquée sur la production de l'érythème polymorphe, que sur celle de l'érythème noueux. Toutefois c'est une question qui doit encore rester à l'étude en face des assertions d'auteurs recommandables.

M. Charlouis a recueilli (Vierteljahresschrift fur Dermatologie und Syphilis, n· 4, 1879), à Java et à Sumatra, pendant les mois de mai et juin 1878, dix observations d'érythème multiforme, et sauf dans un seul cas, il a constaté, en même temps que cette éruption, des douleurs d'origine rhumatismale.

Nous signalerons aussi une observation publiée par M. Richardière (voir les Annales de dermatologie et de syphiligraphie de juillet 1882, t. III), dans laquelle il s'agit d'une femme de quarante ans, qui présenta une belle éruption d'érythème et fut affectée en même temps de rhumatisme articulaire compliqué d'endocardite. Dans ce cas, l'observateur s'est demandé si l'endocarde a été le siège d'une simple poussée congestive, analogue à celle de la peau, ou bien s'il s'est trouvé en présence d'une véritable endocardite. C'est à cette dernière opinion que M. Richardière paraît se rattacher, repoussant complètement, au moins pour le cas qu'il cite, la théorie de M. Kaposi, relative à la nature exclusivement anémique des souffles cardio-vasculaires dans l'érythème polymorphe.

On a aussi invoqué comme pouvant occasionner la production de l'érythème polymorphe le surmenage et de vives émotions morales.

Enfin on a cherché à établir une relation entre les troubles de la menstruation et surtout son absence, et l'apparition de l'éruption cutanée. Nous avons mentionné plus haut (p. 11) l'opinion de M. Kaposi, à propos de notre première observation.

Pour MM. E. Besnier et A. Doyon, les conditions menstruelles de la femme doivent jouer un certain rôle dans la production de l'érythème polymorphe, si l'on s'en rapporte à sa plus grande fréquence dans ce sexe. Mais ils font cependant remarquer que les modifications utérines capables de favoriser le développement de la maladie ne sont pas des causes étiologiques suffisantes, et qu'il faut admettre une prédisposition individuelle dont la fréquence des récidives démontre l'influence.

Quant à nous, après un examen sérieux des observations publiées par les différents auteurs et vu les résultats de notre expérience personnelle, nous croyons, (tout en tenant compte de certaines influences saisonnières et peut-être même d'une sorte de génie épidémique), devoir incriminer surtout un état passager de misère organique.

La débilitation générale de l'organisme nous semble en effet de nature à déterminer l'érythème polymorphe, au même titre qu'elle détermine une stomatite aphtheuse, ou un ecthyma cachectique, etc., etc.

Pour ce qui est de la pathogénie des éruptions variées qui se rattachent à la maladie décrite par Hébra, nous pensons que l'influence du système nerveux, des vaso-moteurs, dans la production de cette affection, doit encore être réservée. Quoique cette influence soit plus que vraisemblable, il faut, ici comme ailleurs, savoir attendre avant d'indiquer le mode d'action des nerfs sur la production des lésions cutanées.

IV. — CARACTÈRES PATHOGNOMONIQUES ET DIFFÉRENTIELS DE DIVERSES AFFECTIONS ÉRYTHÉMATEUSES OU BULLEUSES.

Abordons maintenant le chapitre le plus important et à la fois le plus délicat de cette étude.

Il s'agit en effet tout d'abord de justifier la création d'une nouvelle maladie en montrant comment cette maladie se distingue des affections avec lesquelles on a pu et on peut encore la confondre et dont il est nécessaire de la différencier, parce qu'elle s'en rapproche le plus. En second lieu, il est indispensable de tracer les limites de cette récente entité morbide, d'autant mieux que l'érythème polymorphe a été constitué par le groupement en un seul faisceau d'un certain nombre de lésions décrites jusqu'ici comme des dermatoses distinctes.

Nous ne saurions trop le répéter, c'est plutôt dans l'évolution de lésions primitivement semblables que dans les caractères même de ces lésions, caractères d'ailleurs éminemment variables, que nous devrons chercher les éléments d'un diagnostic.

Le trait essentiel de la nouvelle maladie consiste en l'assemblage possible, à un même moment et sur un même sujet, de lésions élémentaires en apparence très diverses. C'est pourquoi nous pensons que le nom d'érythème polymorphe exsudatif qui a été créé par Hébra ne saurait être conservé. Cette appellation a le tort d'emprunter à la terminologie généralement adoptée en dermatologie un mot ayant une signification déterminée. La logique ne saurait admettre que la dénomination d'érythème puisse convenir à une affection qui, dans une grande partie de son cours, présente des lésions élémentaires bien différentes de l'érythème ; et quoique de simples taches érythémateuses marquent toujours le début de la nouvelle individualité pathologique, nous repoussons l'appellation proposée par Hébra.

Des taches érythémateuses sont un caractère par trop banal, par trop commun. Il en existe au début de presque toutes

les affections cutanées et spécialement des fièvres éruptives,
rougeole, scarlatine, variole, varicelle, etc. Et l'on serait aussi
mal venu à conserver le nom d'*érythème polymorphe* que de
proposer pour la variole le nom d'*érythème pustuleux* ou pour
l'eczéma le nom d'*érythème vésiculeux*, etc.

C'est pourquoi, autant pour attester le mérite d'Hébra que
pour perpétuer le souvenir d'un homme qui représente tant de
progrès en dermatologie, mais avant tout afin de faire disparaître les équivoques dans la création de la maladie nouvelle,
sans rien préjuger de la nature de l'affection, me permettrai-je
de proposer la substitution au nom d'érythème polymorphe
du nom de *Maladie d'Hébra*. Il y a là autre chose qu'une
œuvre de justice, il y a une œuvre d'utilité scientifique. C'est
plus qu'il n'en faut pour que les dermatologistes les plus auto-
risés et de tous les pays accueillent et sanctionnent cette
proposition, bien qu'émanée d'un simple et modeste praticien.

Pour établir le diagnostic de la maladie d'Hébra, nous com-
mencerons par dire un mot des affections cutanées qui doivent perdre leur individualité et être absorbées par la création
nouvelle : érythème simple, rosé, papuleux, annulaire, marginé, figuré, gyroïde, circiné, iris.

Nous tenterons ensuite un diagnostic avec des maladies voi-
sines, dont quelques formes peuvent être confondues avec la
maladie d'Hébra, *pemphigus*, *hydroa*, certains *herpès*, peut-
être même l'érythème *pernio*, et peut-être aussi l'*asphyxie
locale des extrémités*.

Enfin, nous terminerons en séparant de la maladie d'Hébra
d'abord l'*urticaire*, puis l'*érythème noueux et la péliose rhumatismale*, qui doivent, me semble-t-il, conserver une existence indépendante.

1o Des diverses formes d'érythème.

L'érythème n'est qu'une hypérémie de la peau. C'est donc
la lésion la plus élémentaire de la pathologie cutanée et aussi
la plus fréquente. Réduite à sa plus simple expression, *éry-*

thème pudique, érythème par pression de la peau, érythème solaire, etc., cette hypérémie est essentiellement fugace. Mais il est bon d'ajouter que, dans d'autres cas, la simple congestion de la peau n'est passagère que parce qu'elle fait place à une lésion plus profonde et plus durable, dont elle ne constitue alors que le stade initial.

Il n'est pas en effet de maladie inflammatoire du tissu dermique qui ne débute par de l'érythème, aussi bien les maladies généralisées, variole, scarlatine, rougeole, varicelle, urticaire, que les maladies à siège habituellement circonscrit : érysipèle, eczéma, herpès, impétigo, etc.

Le phénomène caractéristique de l'érythème, la congestion de la peau, est donc un phénomène trop fréquent, trop général ou trop mobile pour pouvoir caractériser une maladie. Cependant on ne devra pas moins l'étudier dans un traité de dermatologie, mais dans une section à part, dans les généralités, dans la séméiotique ou dans la pathologie générale des affections cutanées. C'est là que devront se trouver décrites les variétés d'érythème qui sont consécutives à des traumatismes, à des irritations locales; celles qui surviennent comme complications de certains états morbides, et aussi celles qui apparaissent à la suite de l'ingestion de certaines substances toxiques ou médicamenteuses (érythème *intertrigo,* érythème *paratrimme,* érythème *lisse,* érythème *copahique,* etc., etc.).

Arrêtons-nous un peu sur certains érythèmes que l'on pourrait appeler spontanés ou de cause interne, et jetons spécialement un coup d'œil sur les principales de ces variétés d'érythème, sur celles qui, surtout depuis un siècle, ont été décrites comme des individualités morbides distinctes.

L'érythème papuleux est caractérisé par des taches rouges ou roses, légèrement saillantes, d'un diamètre atteignant à peine quelques centimètres. Ces plaques présentent parfois un certain degré d'induration, et alors quelques auteurs les désignent sous le nom d'*érythème tuberculeux.*

L'érythème vésiculeux consiste en de petites plaques d'érythème papuleux qui se sont surmontées d'une vésicule ou même

de plusieurs vésicules ; ces vésicules peuvent confluer assez
pour former une bulle (*érythème bulleux*).

L'*érythème iris* (de Rayer) ne serait pas autre chose qu'une
large plaque d'érythème papuleux dont le centre aurait été le
siège d'une petite bulle. Cette bulle s'étant affaissée en même
temps qu'une série de vésicules se développe vers la périphérie de la papule primitive, ces vésicules reposeront sur un
fond rouge, indice de l'inflammation cutanée ; puis qu'autour
de ce nouveau fond rouge une nouvelle rangée circulaire de
vésicules se développe, on aura en définitive une série de
cercles concentriques de couleurs variées, dont chacune corres-
pond à une période différente de la formation de cette plaque
que l'on appelle parfois *herpès iris* (1).

L'*érythème annulaire*, ou *érythème circiné*, résulte d'une
large tache d'érythème dont le centre a commencé à pâlir ;
les rebords finissent par garder seuls la couleur rouge. Que
plusieurs de ces plaques érythémateuses du début se trouvent
rapprochées, s'entrecroisent et empiètent les unes sur les autres, on aura alors l'*érythème figuré* ou l'*érythème gyroïde*, à
contours plus ou moins découpés et dentelés.

Toutes ces variétés d'érythème que nous venons de caractériser, l'érythème papuleux, l'érythème tuberculeux, l'éry-
thème vésiculeux, l'érythème bulleux, l'érythème iris, l'éry-
thème annulaire ou gyroïde(2), marquent des étapes dans l'étude
des maladies de la peau. Elles indiquent des progrès dans l'a-

---

(1) « Entre l'herpès iris et l'érythème iris, dit M. L. A. Duhring, il n'y a qu'une différence de degrés. S'il n'y a pas de vésicules, on dira : érythème, s'il y en a, on dira : herpès. » (Traduction
Barthélemy et Colson, p. 152).

(2) Nous pourrions nommer encore l'érythème maculeux, l'érythème purpurique, etc., sans compter l'érythème *auréolaire*, dont
M. Guibout a enrichi la pathologie cutanée. « C'est l'auréole congestive érythémateuse qui entoure presque toutes les lésions, presque toutes les affections cutanées ». (*Nouvelles leçons cliniques sur
les maladies de la peau*, p. 492).

nalyse des lésions et des symptômes de la pathologie cutanée. Mais aujourd'hui, si le souvenir de ces variétés mérite d'être conservé, c'est dans le chapitre de la séméiologie générale des affections cutanées. Et l'on ne saurait plus décrire comme des maladies distinctes des lésions qui ne sont que des modalités différeutes ou des périodes diverses d'une même lésion.

La plupart de ces manifestations si variées doivent désormais disparaître dans une même description, dans une même maladie, dans l'érythème polymorphe. Ce sont ces modifications d'un même phénomène initial, de l'érythème, qui constituent la maladie d'Hébra.

Et en effet, même lorsqu'il n'existe à un moment donné que l'une de ces formes d'érythème soit papuleux, soit vésiculeux, soit iris, soit figuré, on peut, en se renseignant, constater qu'il y a eu des manifestations différentes les jours précédents, ou du moins s'assurer, en surveillant le malade, que d'autres manifestations surviendront.

A l'appui de ce que j'avance, je vais citer quelques faits. Et d'abord un cas où l'on aurait pu diagnostiquer un érythème simplement papuleux en se contentant de l'examen des jambes. Mais sur les mains on trouvait des bulles.

OBSERVATION III.

Erythème papuleux aux jambes. — Erythème bulleux aux mains.

La femme de E... M., âgée de 26 ans, demeurant près de Commentry, a eu trois enfants. Elle vient à ma consultation le 21 novembre 1881 et me montre de nombreuses papules aux jambes et sur le dos du pied. Cette éruption aurait débuté depuis une quinzaine de jours par de simples rougeurs, sans fièvre et sans démangeaison. Sur la face dorsale de la 2e phalange de l'auriculaire gauche, il existe une grosse bulle ainsi que sur la 3e phalange du médius. La face dorsale de la main droite n'est le siège que d'une seule bulle au niveau du métacarpe.

Le 3 décembre, la femme E... M. amenait à ma consultation un de ses enfants malade ; et je constatais qu'il ne lui restait plus aucune trace de son éruption ; à peine voyait-on encore quelques légères rougeurs sur les mains.

Dans l'observation suivante, on constatait plutôt la variété vésiculeuse de l'érythème. Mais la présence de simples papules, et plus tard l'apparition d'une bulle, montrent que c'est bien de la maladie d'Hébra qu'il s'agissait ici.

Observation IV.

Erythème papuleux. — Plaques d'érythème vésiculeux. —
Embarras gastrique.

L... G..., piqueur, âgé de 29 ans, domicilié à Commentry, a eu la fièvre typhoïde en octobre–novembre 1881 ; il a repris son travail en décembre. Il vient à ma consultation le 21 mars 1882, se plaignant de manquer d'appétit ; il a la langue blanche ; et de plus, il me montre de nombreuses plaques érythémateuses, principalement sur les bras et les jambes. A la face dorsale des mains, elles sont pour la plupart ulcérées. Il en existe aussi qui sont ulcérées par le grattage sur les avant-bras. Quelques-unes de ces plaques sont encore recouvertes de vésicules. A l'avant-bras droit, on trouve de ces vésicules sur les deux faces ainsi qu'à la face antérieure des deux poignets.

Je prescris une limonade purgative à 60 gr. de citrate de magnésie, et l'application fréquemment renouvelée de poudre d'amidon sur le siège de l'éruption.

Le 30 mars, je constatais sur la main droite, vers la tabatière anatomique, la présence d'une bulle à contenu trouble.

Voici maintenant une observation qui aurait été il y a quelques années citée comme un cas d'herpès iris, et que je crois devoir rapporter à la maladie d'Hébra en raison de la coexistence d'autres lésions érythémateuses.

Observation V.

Erythème polymorphe avec une plaque d'herpès iris.

G. P..., décageur, âgé de 19 ans, demeurant dans la commune de Durdat, vient le 17 février 1882 à ma consultation. Il présente au niveau de l'articulation métacarpo-phalangienne de l'annulaire gauche, sur la face dorsale, une belle plaque d'herpès iris dont le début remonterait à la fin de janvier. Je rattache cette lésion à l'érythème multiforme, parce qu'on aperçoit des papules sur la main droite et sur les deux avant-bras. Quelques-unes de ces papules sont ulcérées.

Dès l'année 1859, notre maître, M. Hardy (*Leçons sur les maladies de la peau*, 2e partie, p. 20 et suiv.), avait cherché à établir de l'ordre dans la question des érythèmes. La division qu'il proposait avait déjà jeté un jour tout nouveau sur les éruptions érythémateuses. Il les rangeait dans trois catégories :

La première comprenant les érythèmes purement locaux et se présentant à l'état de la plus grande simplicité ; la deuxième consacrée aux érythèmes disséminés sur la surface du corps, accompagnés de quelques phénomènes généraux et simulant une fièvre éruptive ; la troisième contenant les érythèmes secondaires, ceux qui surviennent comme complication d'une autre maladie.

On voit que c'est dans la deuxième catégorie de M. Hardy que devra prendre place la maladie d'Hébra. En effet, nous constatons qu'à côté de l'érythème noueux M. Hardy y a placé l'érythème papuleux, puis cette variété d'érythème *dite scarlatiniforme*, parfois primitive, d'autrefois (1) secondaire (G. Sée l'a vue survenir souvent à la suite du croup), et

____

(1) Voir une intéressante observation d'érythème scarlatiniforme, compliquant un cas de rhumatisme articulaire aigu, dans les *Comptes rendus de la Société médicale des hôpitaux*, du 13 octobre 1882. Communication de M. Hallopeau.

enfin une dernière variété, l'érythème mamelonné, simulant l'éruption de la rougeole, s'accompagnant de fièvre et de démangeaisons, siégeant principalement au tronc, coïncidant souvent avec le muguet et survenant dans le cours ou dans la convalescence des fièvres graves, érysipèle, pneumonie et même choléra (A. Hardy, DICTIONNAIRE DE MÉDECINE ET DE CHIRURGIE PRATIQUES, article *Erythème*). On voit que de ces quatre formes d'érythème de la deuxième catégorie, il en est trois, l'érythème noueux, le scarlatiniforme et le mamelonné, qui pourraient être transportées dans la troisième catégorie.

Aussi bien M. Hardy, en 1871 (Dictionnaire de Jaccoud), n'a-t-il plus conservé que deux grandes classes d'érythème : *les érythèmes circonscrits ou de cause externe, et les érythèmes généralisés*, comprenant l'érythème papuleux, qu'il assimile à l'érythème polymorphe d'Hébra, et les érythèmes mamelonnés, scarlatiniformes et noueux.

Nous ne tenterons pas le diagnostic de l'érythème scarlatiniforme ni l'érythème mamelonné d'avec la maladie d'Hébra. Ces deux formes auraient plutôt besoin d'être différenciées de la rougeole et de la scarlatine ; et encore, l'absence de l'énanthème spécial à chacune de ces deux fièvres éruptives, l'absence d'épidémie concomitante, les commémoratifs et la marche seraient-ils des caractères suffisants pour distinguer les vrais exanthèmes des pseudo-exanthèmes. — Quant à l'érythème noueux, nous en parlerons plus loin.

2°—*Diagnostic de l'érythème polymorphe d'avec le pemphigus, l'hydroa et certaines formes d'herpès.*

(*a*) PEMPHIGUS. Quoique l'existence d'un pemphigus aigu bien nettement caractérisé soit loin d'être démontrée, il serait cependant assez facile, au moins théoriquement, de faire le diagnostic de cette affection et de l'érythème polymorphe. Dans le pemphigus, en effet, si les bulles reposent sur une surface rouge, cette surface ne doit pas outrepasser les limites de la bulle. La bulle fait saillie sur la peau à la manière d'une moitié de grain de raisin blanc sans être entourée d'une auréole inflammatoire. Ce seul caractère doit suffire à différencier la bulle de pemphigus de toutes les autres affections dites pemphigoïdes, à manifestation bulleuse, que depuis Bazin (ainsi que MM. Besnier et Doyon (1) l'ont fait ressortir), on a trop de tendance à confondre avec le pemphigus légitime. Car Bazin serait allé volontiers jusqu'à donner le nom de pemphigus aux bulles de la brûlure.

Aussi, dans ce que l'on a décrit sous le nom de pemphigus à bulles rares, ou de pemphigus *solitarius*, a-t-on dû souvent faire entrer bien des cas qui seraient aujourd'hui considérés comme des exemples d'érythème polymorphe. Moi–même, je l'avoue, jusqu'à ces dernières années, c'est–à–dire jusqu'au moment où mon attention fut attirée sur la maladie d'Hébra, j'avais considéré comme des cas de pemphigus solitarius des faits qu'actuellement, lorsque j'en relis la narration, je ratta-cherais évidemment à l'érythème multiforme exsudatif.

M. E. Besnier le faisait d'ailleurs observer récemment (JOURNAL DE MÉDECINE ET DE CHIRURGIE PRATIQUES, mars 1882) : « On donne trop volontiers le nom de pemphigus à toutes les éruptions caractérisées par le développement de bulles plus ou moins considérables : or, au point de vue clinique, il y a une très grande importance a distinguer le pemphigus vrai des autres éruptions bulleuses, car tandis que ces dernières n'ont le plus souvent que peu de gravité, le pemphigus, au contraire, est une affection particulièrement grave. »

Rappelons également, a propos des rapports de l'érythème polymorphe et du pemphigus aigu, les lignes suivantes, sor-ties de la plume si autorisée de notre maître, M. le professeur Hardy (*Dictionnaire de médecine et de chirurgie pratiques*, à l'article Pemphigus, t. 26, p. 462) :

« Je ne voudrais pas nier l'existence de cette forme de pem-phigus, mais elle est rare, et, le plus ordinairement, le pem-phigus, affectant la marche aiguë, se présente en même temps que les taches exanthématiques assez saillantes de l'érythème papuleux, de sorte que, si je consultais seulement mes obser-vations, je serais très porté à admettre que le pemphigus aigu n'est qu'une variété de la fièvre éruptive désignée sous les

---

(1) Annotations aux Leçons de M. Kaposi, t. 1, p. 442

noms d'*érythème papuleux*, d'*érythème papulo-tuberculeux*, d'*herpès iris*. »

Ainsi donc, si le pemphigus aigu existe, il faut avouer qu'il doit être bien rare, puisque plusieurs maîtres de la dermatologie n'en ont jamais observé. Et n'aurait-on pas le droit de rapporter les cas qui en ont été cités à l'érythème polymorphe ?

Voici d'ailleurs quelques exemples d'érythème à manifestations pemphigoïdes.

Observation VI.

Erythème avec bulles pemphigoïdes.

La femme de Ch. G..., âgée de 50 ans, est, depuis plus d'un an, en pleine période de ménopause. Le 8 février 1881, elle vient me montrer une éruption qui l'inquiète vivement. Depuis une dizaine de jours elle a vu apparaître sur ses bras et ses jambes des taches rouges qui ne lui faisaient aucun mal et dont elle ne s'occupait pas. Mais depuis trois jours ses mains sont le siège d'une éruption un peu différente. Sur le bord externe de la main droite et sur la face dorsale du poignet du même côté, la femme Ch. G... me montre deux grosses bulles affaissées et ulcérées. Au devant de l'articulation radiocarpienne du coté gauche, elle offre une belle phlyctène développée seulement depuis la veille, et qui ressemble à s'y méprendre à la phlyctène d'un vésicatoire. Cette bulle n'a pas d'auréole rouge, elle semble reposer sur de la peau saine ; elle mesure environ 3 centimètres de diamètre. Sur les jambes, sur le dos du pied et sur les avant-bras jusqu'au dessus des coudes, on voit de larges taches d'un rouge foncé.

Citons maintenant un exemple d'éruption pemphigoïde discrète survenue chez une petite fillette, qui présenta bientôt après des plaques d'érythème gyroïde.

Observation VII

Eruption pemphigoïde. — Erythème figuré.

La petite fille de L. E..., demeurant près de Commentry, âgée de quatre ans et dix mois, m'est amenée par sa mère le 9 février 1881.

Elle présente sur la face dorsale du pouce gauche trois bulles pemphigoïdes remplies d'un liquide séro-purulent ; il en existe deux autres du coté droit, sur la face dorsale de l'index et du médius. Cette éruption existerait depuis près d'une semaine.

Le 28 février, on me ramenait cette fillette, qui offrait sur le dos du métacarpe droit, depuis une huitaine de jours, une vaste plaque bulleuse affaissée au centre ; du côté gauche, sur le poignet et sur le dos de la main, on voyait de larges plaques à contour irrégulier d'érythème figuré ou gyroïde, dont le centre était occupé par de la peau à coloration normale.

Cependant il est des cas où le diagnostic serait beaucoup plus embarrassant, c'est lorsque l'on n'aperçoit aucune autre manifestation cutanée bien nette que des bulles en petit nombre, comme dans le cas suivant :

Observation VIII.

Eruption pemphigoïde discrète. — Erythème pernio.

Marie S..., petite fille de cinq ans et quatre mois, est, depuis quelques semaines à peine, convalescente d'une bronchite aiguë qui avait été très grave. On me l'amène le 5 février 1881, et je constate sur la main droite la présence de 4 bulles, dont 3 ulcérées siègent sur le médius ; la plus grosse est derrière la tête du troisième métacarpien et descend jusque sur le dos de la première phalange ; les deux autres sont sur les côtés du doigt ; enfin une quatrième bulle à contenu séreux, de forme assez régulière, de la grosseur d'un haricot, siège sur le bord interne de l'auriculaire, au milieu de la première phalange.

Sur la main gauche je constate deux plaques oblongues d'un rouge intense : l'une est placée sur la face dorsale de la phalange moyenne de l'annulaire ; l'autre est sur la face externe et un peu sur la face postérieure de la première phalange du médius. Ces deux plaques me font songer à des engelures, et je prescris des lavages avec un peu d'eau de Goulard étendue. Sur les bulles de la main droite, je conseille de passer un peu de glycérolé d'amidon.

Le 15 février, je revoyais Marie S... L'éruption de la main droite était guérie ; une seule bulle avait laissé une légère cicatrice rosée. Mais à la main gauche, à la place de la tache rouge du médius, il y avait une croûte d'un jaune verdâtre, qui tomba d'ailleurs quelques jours après.

Je ferai observer que dans ce dernier cas il s'agissait d'une éruption survenue pendant la convalescence d'une maladie grave. Je ferai remarquer aussi l'aspect spécial des deux plaques de la main gauche, qui ressemblaient à des plaques d'engelure, d'érythème pernio.

Voici encore un autre exemple dans lequel le diagnostic reste forcément douteux, puisqu'au moment où j'ai vu le malade pour la première fois il ne présentait que des bulles, peu nombreuses il est vrai, mais à côté desquelles je n'ai pas noté d'autre lésion cutanée de nature ou plutôt d'origine érythémateuse.

Cependant la coexistence d'aphthes sur la muqueuse buccale pourrait faire incliner à rattacher ce cas à la maladie d'Hébra. Mais il faudrait d'avance admettre comme démontrée l'idée que j'ai émise plus haut, dans le chapitre de l'étiologie, sur l'importance de la débilitation générale de l'organisme dans la production de l'érythème polymorphe exsudatif.

Observation IX

*Eruption assez discrète de pemphigus sur les membres. —
Aphthes sur la muqueuse buccale.*

Le nommé D... (Georges) est un ouvrier charpentier âgé de
31 ans. Il vient me trouver le 4 janvier 1881, et me montre une
éruption qu'il dit n'avoir débuté que le 31 décembre. Le 2 janvier, croyant avoir besoin d'une purgation, il a pris une bou-
teille d'eau de Pullna. Mais l'éruption n'a fait qu'augmenter,
et il me montre sur les jambes, sur les avant-bras et sur les
mains une trentaine de bulles, le plus grand nombre ulcérées
et déjà recouvertes d'une croûte. Sur la face dorsale de la main
gauche, il existe trois grosses bulles et sur la main droite
cinq bulles à contenu transparent. Au premier aspect, on di-
rait d'une brûlure. Il n'y a pas de fièvre. Le pouls bat 72 fois
par minute. La langue présente un léger enduit saburral ;
mais, sur la face interne des joues, et sur la voûte palatine,
j'aperçois quelques aphthes ulcérés. Il en existe aussi deux
sur la face buccale de la lèvre inférieure.

Je prescris de la tisane de houblon, du vin de gentiane ; et,
comme application locale sur l'éruption cutanée, je conseille
le pansement préconisé par mon maître, M. Hillairet, contre
le pemphigus : à savoir des onctions avec du liniment oléo-
calcaire et l'enveloppement avec de la ouate.

J'ai su que cet homme avait repris son travail habituel une
huitaine de jours après ma consultation ; l'éruption était complètement guérie.

Bien que l'observation que l'on vient de lire présente des la-
cunes telles qu'on ne puisse avec une sûreté suffisante la rattacher à la maladie d'Hébra, on reconnaîtra facilement qu'en
procédant par élimination on ne saurait la rapporter à aucune
autre dermatose. En effet, on ne constate dans ce fait ni l'ap-
pareil fébrile qui accompagne le pemphigus aigu, quelque dis-
cret qu'il soit dans son éruption, ni la généralisation des lésions, ni surtout la durée et la gravité qui sont les caractères
les plus saillants du pemphigus vulgaire à poussées successives et à pronostic toujours sérieux.

Tout au plus pourrait-on songer à cette affection sur laquelle Bazin a surtout insisté, à l'hydroa, dont nous allons nous occuper tout à l'heure.

Quant au pemphigus chronique, quelle qu'en soit la forme, foliacé ou à grosses bulles, pas n'est besoin de chercher à le différencier de l'érythème polymorphe. Par sa marche, par l'uniformité de ses lésions, par sa durée, et, avant tout, par sa gravité, il s'en distingue trop bien.

(b) HYDROA. — On sait que Bazin admettait trois formes d'hydroa : l'hydroa vésiculeux, l'hydroa vacciniforme et l'hydroa bulleux. Ces trois variétés différentes d'une même affection cutanée seraient, d'après Bazin, sous la dépendance d'une diathèse unique, la diathèse arthritique.

Sous le nom d'*hydroa vésiculeux*, Bazin décrit tout simplement une variété d'érythème polymorphe. Lui-même avoue que bien des auteurs ont confondu cette forme d'hydroa avec l'érythème papuleux, et, pour mieux montrer comment elle s'en distingue, Bazin dépeint les modifications de la plaque d'hydroa à laquelle il rattache l'*herpès iris.* Or, nous l'avons vu, l'herpès iris n'est autre chose que l'érythème iris, qui n'est lui-même qu'une des modalités de certains érythèmes polymorphes. Témoin l'observation suivante :

OBSERVATION X.

Erythème avec bulles. — Plaque d'érythème iris.

La femme de G... M... domiciliée à Durdat, âgée de 31 ans, vient me trouver le 20 mars 1882. Elle a trois enfants dont le dernier est âgé de 8 ans. Cette femme se dit très affaiblie surtout depuis une semaine et elle me montre sur la face dorsale des mains, sur les avant-bras et sur les deux jambes, des plaques d'érythème papuleux. Ces plaques lui sont survenues depuis l'avant-veille. Mais la plus volumineuse, qui siège au niveau de l'articulation métacarpo-phalangienne du médius droit (sur la face dorsale), est bien plus ancienne; elle daterait d'environ trois semaines. Elle est surmontée de quelques vé—

sicules. A la main gauche, sur la face dorsale du métacarpe,
on remarque une petite bulle à contenu louche. Il y a un peu
d'état saburral. Je prescris 30 grammes d'huile de ricin ; puis
du vin de gentiane à prendre avant le repas, de la tisane de
houblon et du sirop d'iodure de fer.

Je conseille de saupoudrer fréquemment les taches érythémateuses avec de la poudre d'amidon.

Le 8 avril, cette femme revenait ; l'éruption avait presque
complètement disparu, mais sur le dos de la main gauche on
voyait une vaste plaque d'érythème iris, de 4 à 5 centimètres
de diamètre.

La deuxième forme d'hydroa décrite par Bazin, l'*hydroa
vacciniforme*, n'est guère différente de la forme vésiculeuse,
si ce n'est que les vésicules s'ombiliquent, que le contenu de-
vient trouble, qu'une croûte s'établit ensuite, laquelle, après
sa chute, laisse une cicatrice déprimée. De plus l'hydroa vacciniforme pourrait se perpétuer par poussées successives jusqu'à une durée de 4, 5 ou 6 mois.

De la troisième forme d'hydroa, l'*hydroa bulleux*, nous di-
rons seulement que, d'après Bazin, cette éruption est toujours
précédée d'un prurit très intense. C'est la seule particularité
qui, nous semble-t-il, pourrait justifier l'existence de l'*hydroa
bulleux*, etc.; en tout cas, ce symptôme suffirait à le différencier de l'érythème polymorphe, habituellement indolore.

L'existence de l'hydroa n'a pas été d'ailleurs acceptée par
les dermatologistes allemands. Mais par contre, en Angle-
terre, le regretté Tilbury Fox avait repris tout récemment
cette étude dans un travail publié après la mort de l'auteur
par les soins de son frère M. Colcott Fox (1). Le célèbre derma-
tologiste de Londres, après avoir constaté le chaos où se
trouve l'étude des affections bulleuses, a tenté une classification
nouvelle des variétés d'hydroa. Il admet pour cette affection
cutanées trois formes distinctes : un hydroa *simplex*, un hydroa
herpétiforme et un hydroa *prurigineux*. Mais à proprement

---

(1) Archives of Dermatology, janvier 1880.

(2) Voir les Annales de Dermatologie et de syphiligraphie, 1880,
p. 321.

parler, ainsi que le fait fort justement observer M. H. Coutagne (dans une analyse (2) du travail de Tilbury Fox), il n'y a pas de « différence marquée entre les deux premières variétés de l'hydroa de Tilbury Fox, qui ne sont, en somme, que des affections vésiculeuses plus ou moins intenses, parmi lesquelles on peut ranger, de l'avis de l'auteur même, la variété clinique que nous avons été le premier à faire connaître en 1871 sous le nom d'*herpès généralisé fébrile*. Quant à l'hydroa prurigineux, ce n'est autre chose que ce qui est connu en France sous le nom de pemphigus à petites bulles, se séparant du pemphigus commun par une tendance moindre à la généralisation et surtout par une bénignité constante. Cette variété serait toujours arthritique, et accompagnée constamment d'un prurit intense. »

(c.) Herpès. — Au point où en est aujourd'hui la question des maladies désignées autrefois sous ce nom, il importe de distinguer, d'une part la lésion élémentaire isolée, appelée autrefois herpès, puis les affections parasitaires englobées sous cette même dénomination (herpès circiné), ensuite la maladie générale que quelques auteurs (Parrot, Lagout, Fernet, etc.), cherchent à constituer sous le nom de fièvre herpétique, et enfin la maladie anciennement appelée herpès zoster, le zona.

Réservant la fièvre herpétique, mettant absolument de côté comme une affection toute différente l'herpès circiné, et repoussant, malgré ce que dit Neumann (1), la possibilité d'une assimilation entre le zona et l'érythème polymorphe, nous nous contenterons de signaler les rapports que peut avoir la maladie d'Hébra avec certaines manifestations herpétiques

---

(1) « Cette affection (l'érythème exsudatif) apparaît le plus souvent, dit Neumann (*Traité des maladies de la peau*, traduction Darin, p. 152), au printemps et à l'automne, surtout chez les enfants et chez les jeunes gens au-dessous de vingt ans ; elle revie n souvent, chez le même individu, à une saison particulière (type annuel), dans un moment où règnent l'*herpès* iris, l'herpès zoster (*qui n'est qu'un développement plus avancé de cette maladie*) et le *purpura rhumatismal.* »

3

qu'il est permis de rattacher à l'érythème multiforme exsudatif.

Car il nous a été donné d'observer un fait dans lequel les lésions de l'érythème polymorphe ont coïncidé avec une apparition d'*herpès labialis*, comme pour attester la parenté de ces éruptions.

OBSERVATION XI.

Erythème polymorphe exsudatif. — Herpès labialis.

Le fils de M. L... A. est âgé de treize mois. Le 12 février 1881, il est depuis trois semaines atteint d'une coqueluche assez grave. Il présente sur l'index de la main droite trois bulles pemphigoïdes, et sur la main gauche il en existe deux : l'une au pouce et l'autre sur la face dorsale du métacarpe. De plus, on constate une éruption herpétique autour des lèvres.

Le 17 février on voyait de nombreuses papules aux avant-bras, aux jambes et aux cuisses.

(d) ERYTHÈME PELLAGREUX. — ACRODYNIE. — Il serait peut-être prématuré de vouloir chercher à établir des rapports d'identité ou même de parenté, entre la maladie d'Hébra, l'érythème pellagreux et l'acrodynie. Actuellement il y aurait plus que de la témérité, il y aurait une exagération réelle.

(e) ENGELURES. — Mais il nous sera permis de rappeler, à propos des engelures, de l'érythème pernio, notre observation VIII, dans laquelle de vraies engelures de la main gauche ont cooxisté avec une éruption pemphigoïde de la main droite, comme pour témoigner d'une certaine affinité entre l'érythème pernio et l'érythème exsudatif.

(f) ASPHYXIE LOCALE DES EXTRÉMITÉS. — D'autre part, nous avons aujourd'hui en traitement une jeune fille de dix-huit ans, atteinte d'asphyxie locale des extrémités, asphyxie locale qui s'étend jusqu'au lobule du nez et jusqu'au pavillon des oreilles, et, dans ce cas (qui s'accompagne de glycosurie), on trouve au-devant des genoux et sur les coudes de larges plaques érythémateuses en même temps que sur les épaules l'on constate des papules de lichen. Cette coexistence de lésions diverses nous semble pouvoir rapprocher la *gangrène symétrique des extrémités* décrite par Maurice Raynaud, de l'érythème polymorphe. Car dans la maladie d'Hébra on a parfois signalé un certain degré d'algidité et d'engourdissement des mains et des pieds.

(*g*) TOURNIOLE. — A côté de l'asphyxie locale des extrémités, ne pourrait-on pas placer aussi certaines formes de tourniole, de panaris phlycténoïde, de panaris péri-unguéal? MM. H. Leloir et P. Merklen rapportaient justement il y a quelques mois (ANNALES DE DERMATOLOGIE ET DE SYPHILIGRAPHIE, de juin 1882, p. 351), une observation de syncope locale des extrémités compliquée d'un panaris phlycténoïde qu'ils rapprochaient du *panaris nerveux* de M. Quinquaud.

J'ai, de mon côté, observé récemment un cas de tournioles multiples chez une femme qui présentait en même temps des éruptions érythémateuses.

En voici la relation succinte :

OBSERVATION XII.

Tournioles multiples. — Eruption érythémateuse.

La femme de B... Antoine est âgée de cinquante-six ans; elle a eu deux enfants, et n'est plus réglée depuis neuf ans.

Le 21 juin 1882, elle vient à ma consultation en me montrant sur le pouce et sur l'index de la main droite un panaris phlycténoïde entourant complètement les ongles de ces deux doigts, sauf à leur extrémité libre. Je fais une incision à l'aide de ciseaux sur la phlyctène du pouce, beaucoup plus prononcée et beaucoup plus saillante que la phlyctène de l'index. Il en sort un liquide d'un blanc jaunâtre, trouble. Puis je mets de la charpie enduite de cérat saturné, et j'enveloppe le doigt d'un linge. Sur la phlyctène commençante de l'indica-

teur, je passe une couche de teinture d'iode. Sur l'avant-bras
du même côté, je constate la présence de deux larges plaques
ressemblant à de l'érythème iris, et de quelques plaques d'érythème annulaire circiné. Sur le dos de la main gauche ainsi
que sur la face dorsale des pieds existaient des papules d'un
rouge sombre.

Le 27 juin, Mme B... revient; la tourniole du pouce droit
est guérie ; celle de l'index s'est flétrie rapidement à la suite
du badigeonnage iodé. Mais, par contre, l'annulaire de la
main gauche présente un panaris péri-unguéal au début. Je
passe de la teinture d'iode.

Je revoyais, quinze jours après, ma malade qui m'amenait
son mari. Elle était guérie.

**3° — *Diagnostic de la maladie d'Hébra d'avec l'urticulaire et
d'avec l'érythème noueux et la péliose rhumatismale.***

J'arrive maintenant à l'examen de quelques affections qui,
à mon sens, doivent conserver une indépendance absolue et
rester complètement distinctes de la maladie d'Hébra. Et cependant, exagérant les idées du maître, quelques-uns de ses
disciples ont voulu rattacher à l'érythème polymorphe l'é-
rythème noueux et jusqu'à l'*urticaire*.

(a) Urticaire. — En ce qui concerne l'urticaire, je n'aurai
besoin, pour justifier son droit à une existence à part, que de
rappeler son mode d'apparition subit, bien que le plus souvent
cette apparition soit liée à des troubles digestifs. De plus, l'urticaire, quoique se manifestant bien réellement par l'éruption de
papules érythémateuses souvent indurées, tuberculeuses et
parfois même se recouvrant de vésicules, a un caractère dis-
tinctif plus net encore. C'est que l'éruption s'accompagne
toujours d'une vive cuisson. En outre, elle a le plus souvent
un cortège fébrile, sa durée est, en général, très courte, et
enfin les lésions du début restent les mêmes sans passer à
l'état de bulles, de pustules, ni d'érythème circiné. C'est plus
qu'il n'en faut pour maintenir l'urticaire dans une place à
part en dermatologie, place plutôt voisine des fièvres éruptives que des autres dermatoses.

Quant à l'urticaire chronique, qui serait mieux appelée l'*urticaire à répétition*, la marche en est tellement caractéristique qu'il ne saurait y avoir confusion (1).

(b) DE LA PÉLIOSE RHUMATISMALE ET DE L'ÉRYTHÈME NOUEUX. — Mais, pour ce qui est de l'érythème noueux et de la péliose rhumatismale, qui me paraissent ne former qu'une même entité morbide (2), la distinction d'avec la maladie d'Hébra me semble plus difficile. Aussi n'ai-je pas de peine à comprendre que MM. Besnier et Doyon (annotations à leur traduction du traité de Kaposi), cherchent, à l'encontre de Kaposi et d'Hébra lui-même, à rattacher cette forme d'érythème à l'érythème multiforme.

Par contre, Neumann, de Vienne, qui primitivement semblait incliner (Traité des maladies de la peau) vers la fusion de ces deux processus morbides, arrivait récemment, dans un excellent mémoire (3), à accuser des différences plutôt que des similitudes.

M. Louis-A. Duhring a consacré, lui aussi, une description spéciale à l'érythème noueux, tout en admettant entre cette forme d'érythème et l'érythème polymorphe « une étroite et incontestable parenté (4). »

Je vais citer deux observations personnelles d'érythème noueux qui pourront nous servir à asseoir un diagnostic.

---

(1) On consultera avec fruit sur l'*urticaire* une excellente leçon de M. le docteur Vidal où se trouvent des notions toutes nouvelles sur l'anatomie pathologique de cette affection. *(Annales de dermatologie, 1880)*.

(2) Cependant, il est bon de faire observer que, sous le nom de *péliose rhumatismale ou érythème noueux rhumatismal*, MM. Duriau et Maximin Legrand ont décrit (1858), non seulement l'érythème noueux proprement dit, mais aussi d'autres formes d'érythème (spécialement l'érythème papuleux lorsqu'il coïncide avec le rhumatisme).

(3) Contribution à l'Etiologie de l'érythème noueux.

(4) Traité pratique des maladies de la peau, traduit par MM· Barthélemy et Colson. p. 155.

Observation XIII

Erythème noueux chez une nourrice. — Durée 6 à 7 semaines

La femme de G... M... habite, dans la commune de Durdat, un rez-de-chaussée on ne peut plus humide. Agée de 41 ans, elle nourrit en ce moment son 7e enfant qui a 5 mois et demi. Cette femme, sujette à de fréquentes palpitations cardiaques, est souvent oppressée, et présente à l'auscultation du cœur un souffle anémique. A l'auscultation des vaisseaux du cou, on entend, surtout à droite, un bruit de souffle doux, continu, avec renforcement au moment de la systole. Cette femme souffrait depuis plusieurs semaines de douleurs vagues dans les jambes, de douleurs rhumatoïdes, lorsque le 10 novembre 1880 elle vient me montrer ses jambes et ses cuisses qui sont marbrées de rougeurs sous lesquelles on sent des noyaux d'induration variant de la grosseur d'une petite noix à la grosseur d'un œuf de pigeon. Il y a un peu d'œdème au niveau des malléoles. Les membres supérieurs ne présentent aucune nodosité.

Je prescris des applications de compresses trempées dans un mélange à parties égales d'eau blanche et de baume tranquille. Je conseille de faire sur les deux jambes deux frictions journalières, de la durée d'au moins un quart d'heure, avec de la teinture de digitale associée pour un quart à du baume de Fioravanti. En même temps j'ordonne du sirop d'iodure de fer, du vin de quinquina, de la tisane de houblon.

La guérison n'était complète qu'au bout de 6 à 7 semaines.

Observation XIV

Erythème noueux à frigore, coïncidant avec un retard
de l'écoulement menstruel.

La femme d'A.. Louis, âgée de 34 ans, a eu 4 enfants dont le dernier a 6 ans et 8 mois. Elle habite, dans un hameau situé à 4 kilomètres de Commentry, un rez-de-chaussée composé de trois pièces exposées à l'Est, carrelées, et un peu humides. Elle a eu ses règles le 27 février jusqu'au 1er mars, et au lieu de les voir reparaître le 27 mars (1881) comme elle s'y attendait, rien n'est venu. Ce jour-là même elle a marché les pieds nus dans les champs

Le 4 avril, on me fait appeler ; je trouve Mme A..., au lit avec de la fièvre (le pouls à 112, la température axillaire à 38º, 6). La malade se plaint de douleurs atroces dans les jambes. Je constate de volumineuses nodosités, surtout à la face postérieure et à la face externe des jambes; il en existe quelques-unes sur les cuisses. Il y en a une vingtaine en tout, variant du volume d'une grosse noisette au volume d'une noix.

Je prescris une potion avec 8 grammes de salicylate de soude à prendre en deux jours, et, en applications locales, des compresses imbibées d'un mélange à parties égales d'eau de Goulard et de baume de Fioravanti.

Le 6 avril, les douleurs sont moins vives. La fièvre est tombée, le pouls bat 80. Les nodosités persistent sous des plaques d'un rouge foncé. Je donne une nouvelle potion avec 6 grammes seulement de salycilate de soude.

Le 8. — Les taches rouges sont devenues presque bleues, violacées. Les règles sont reparues la veille au soir.

Le 12, Mme A..., venait elle-même me trouver. Elle portait de vraies ecchymoses d'un jaune verdâtre à la place où siégeaient les nodosités.

Mme A... est atteinte de pharyngite granuleuse chronique, avec psoriasis lingual. Je l'ai envoyée à Vichy au mois d'août 1881.

On voit, par les deux observations que je viens de citer, que l'érythème noueux a une individualité propre. Les deux femmes dont il a été question n'ont eu en effet que de l'éry-thème noueux sans autre manifestation cutanée. En même temps il existait des douleurs dans les jambes qui indiquent suffisamment, surtout en tenant compte des conditions hygié-niques, la subordination de cette manifestation *sous-cutanée* plutôt que *cutanée* à la diathèse rhumatismale. C'est pourquoi nous pensons que l'érythème noueux doit continuer à être décrit séparément et ne pas se confondre avec la maladie d'Hébra.

V. — PRONOSTIC. – TRAITEMENT.

I. *Pronostic.*— Quoi qu'on en ait dit, le pronostic de la maladie d'Hébra est toujours bénin. Si quelques auteurs (M. Lewin entre autres) ont pu citer des cas de mort survenue à la suite de l'apparition d'un érythème multiforme, ce n'est pas l'éruption cutanée qui doit être incriminée, mais bien une maladie intercurrente qui est venue, moins compliquer l'érythème, que se superposer à la maladie primitive. Ainsi j'ai vu moi-même (V. l'*observation II*) un malade présentant un érythème exsudatif mourir rapidement : mais c'est à une fièvre typhoïde des plus graves que mon malade a succombé.

En somme, l'érythéme polymorphe n'a par lui-même aucune gravité, et quoiqu'il coïncide souvent avec un état de faiblesse prononcée, la guérison est la régle.

II. *Traitement*. — Le traitement conseillé jusqu'ici se réduit à fort peu de chose. Il est plutôt palliatif que curatif. Conformément à l'opinion qui veut faire dépendre la maladie d'Hébra de la diathèse rhumatismale, M. Besnier a employé le salicylate de soude à la dose de 2 grammes par jour (V. le *journal de médecine et de chirurgie pratiques*, 1882, p, 108).

On pourra suivre son exemple toutes les fois surtout que l'on se trouvera en face d'une éruption coexistant avec des douleurs articulaires.

Il sera bon en même temps de s'adresser aux toniques et aux reconstituants ; car ainsi que nous l'avons vu, la maladie d'Hébra survient très fréquemment chez les convalescents, chez les enfants ou les adolescents, chez les nourrices ou chez les femmes qui présentent des arrêts ou des troubles dans la menstruation.

Comme traitement local nous pensons qu'il importe avant tout de mettre à l'abri des déchirures, les manifestations cutanées, dès qu'elles passent à la période d'exsudation. Pour cela un pansement protecteur consistant en topiques pulvérulents, calmants ou simplements isolants, suivant les cas, suffira presque toujours, surtout si l'on a le soin d'envelopper chaque membre d'une couche de ouate.

En ce qui concerne le régime à imposer aux malades, il me paraît avoir peu d'importance. Disons cependant que quelques auteurs et en particulier M. E. Vidal formulent dans les cas d'érythème multiforme les mêmes proscriptions que dans les cas d'urticaire : ils interdisent les crucifères, les salaisons, les fraises, les framboises, les poissons de mer, les mollusques, les crustacés, le gibier, la viande de porc, le café, le thé, les alcooliques. Ce n'est là peut-être qu'un excès de prudence.

CONCLUSIONS

La maladie, désignée sous le nom d'*érythème polymorphe exsudatif* et que nous proposons d'appeler *maladie d'Hébra*, mérite d'occuper une place assez importante en nosologie cutanée.

Dans cette nouvelle entité morbide viennent se grouper et se confondre un certain nombre d'affections décrites souvent comme des dermatoses distinctes.

L'érythème papuleux, l'érythème vésiculeux, l'érythème bulleux, l'érythème annulaire ou circiné, l'érythème marginé gyroïde ou figuré, l'érythème ou l'herpès iris, certaines formes d'hydroa et de pemphigus, doivent perdre en effet leur individualité pathologique. Ces diverses lésions ne sont que des modalités ou des périodes différentes d'une même lésion élémentaire, l'érythème papuleux.

La maladie d'Hébra survient en général chez des personnes affaiblies soit par une maladie antérieure, soit par un état d'asthénie prolongée, soit par des troubles divers de la menstruation.

Certaines personnes sont plus particulièrement disposées à cette affection. On l'a vue se reproduire plusieurs années de suite chez un même sujet (type annuel).

Les femmes, les enfants et les adolescents y paraissent être plus exposés que les adultes ou les vieillards.

La maladie d'Hébra semble plus fréquente à l'automne et sourtout vers la fin de l'hiver et dans le printemps que dans les autres saisons.

L'influence du froid humide prolongé, l'influence d'une constitution rhumatismale ne seraient pas encore suffisamment démontrées.

L'aménorrhée, qu'elle dépende ou non de la grossesse ou de l'allaitement, la ménopause, ont probablement une certaine action sur le développement de cette maladie.

Lié parfois à des troubles digestifs passagers, ce processus morbide s'accompagne rarement de fièvre ; il y a quelquefois des douleurs vagues dans les membres.

La maladie d'Hébra est caractérisée par l'apparition de taches érythémateuses qui peuvent rester à l'état de papules mais dont quelques-unes peuvent aussi évoluer d'une façon d'ailleurs différente : soit que les papules se recouvrent de vésicules, de vésico-pustules, de pustules, de bulles ou de croûtes ; soit qu'elles s'étendent ou se groupent de manière à former des anneaux, des dessins irréguliers, de larges plaques multicolores.

Tantôt l'éruption apparaît en même temps sur les diverses régions du corps ; d'autres fois et plus souvent elle se produit par poussées successives, en sorte que l'on peut à un moment donné observer chez un même sujet des lésions dermiques très variées.

Cet exanthème est presque toujours indolore. Cependant les malades accusent parfois des démangeaisons ; mais habituellement ces demangeaisons sont passagères et peu intenses.

L'éruption siège spécialement aux extrémités des membres, surtout sur la face dorsale des pieds et des mains, où elle peut rester localisée. Le plus souvent les avant-bras et les mains participent à l'éruption. Il n'est pas rare de voir les taches érythémateuses s'étendre aux cuisses et aux bras et même à la face. Mais il est exceptionnel que l'éruption gagne le tronc et se généralise tout à fait. En tout cas, elle n'est jamais confluente.

La symétrie de l'éruption n'est pas aussi absolue qu'on l'a prétendu. Elle est au moins très imparfaite.

La durée de cette affection varie d'une semaine à un mois.

La guérison est la règle. J'ai vu la desquamation épidermique marquer sur de larges surfaces la terminaison de la maladie. Quelquefois on observe une pigmentation assez prononcée sur les régions où siégeait l'éruption.

En général très bénigne, cette affection n'aboutit guère à une terminaison fatale que lorsqu'elle vient compliquer une maladie grave par elle-même.

L'urticaire, l'érytheme noueux, l'herpès zoster, le pemphigus chronique (foliacé ou à grosses bulles), telles sont les maladies qui se rapprocheraient le plus de la maladie d'Hébra, et avec lesquelles il est d'ailleurs facile de faire un diagnostic différenticl.

Par contre, les engelures, certaines formes d'acrodynie, certains panaris phlycténoïdes et même la gangrène symétrique des extrémités me semblent liés par une parenté très étroite à l'érythème polymorphe.

Le traitement général s'appuiera surtout sur les reconstituants et les toniques. Quant à la médication locale, il suffira de protéger les plaques à exsudat contre les déchirures et contre les frottements par une application de poudres émollientes ou inertes suivie d'un enveloppement.

TABLE DES MATIÈRES

Paris. — Imprimerie Ed. Rousset et Cie, 7, rue Rochechouart.

9 782019 971588